TARIF MINIMUM

D'HONORAIRES

ADOPTÉ PAR LES MÉDECINS DU MANS

Séances du 31 Mai & du 11 Juin 1893

LE MANS

TYPOGRAPHIE EDMOND MONNOYER

12, PLACE DES JACOBINS, 12

—

1893

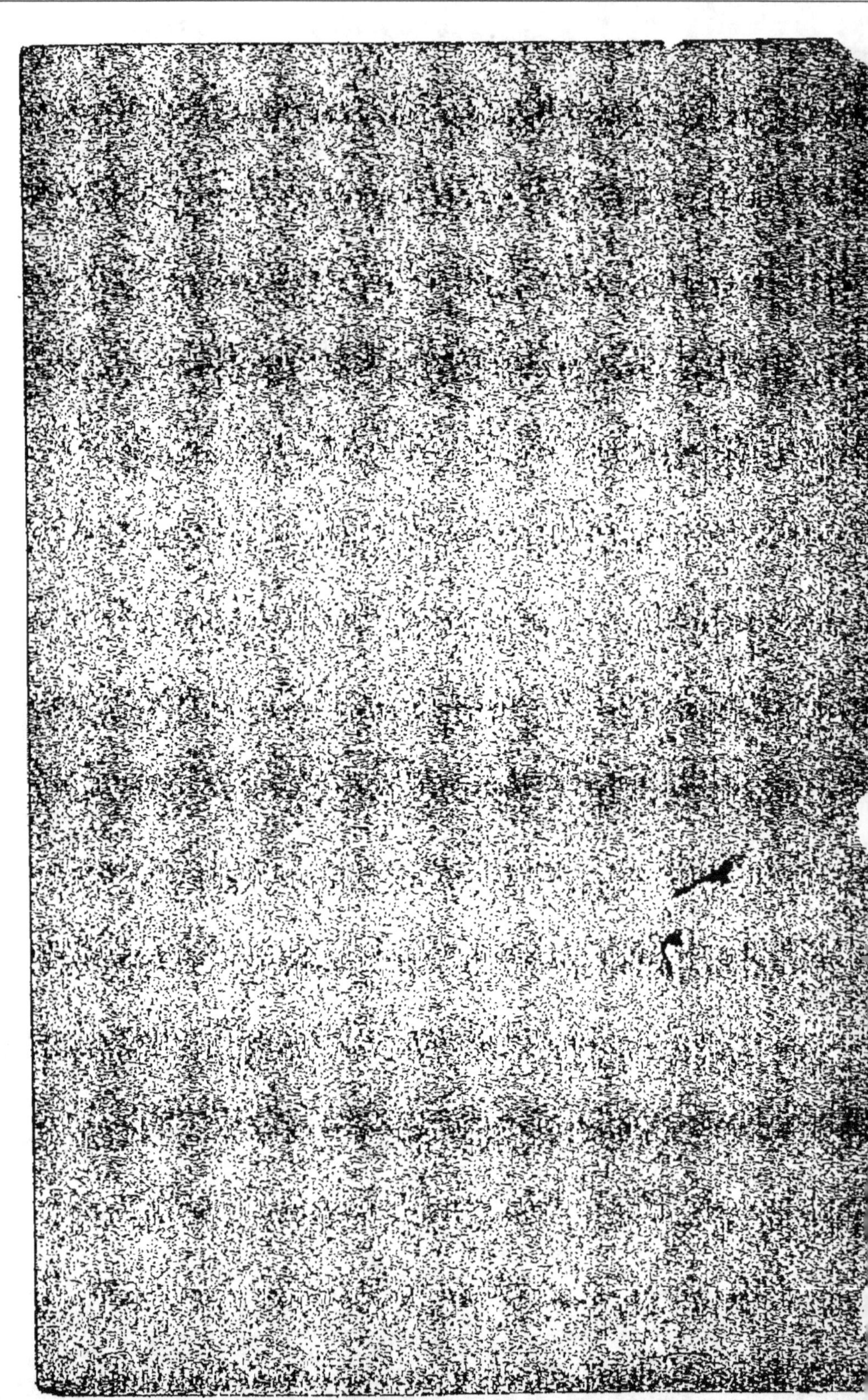

TARIF MINIMUM

D'HONORAIRES

ADOPTÉ PAR LES MÉDECINS DU MANS

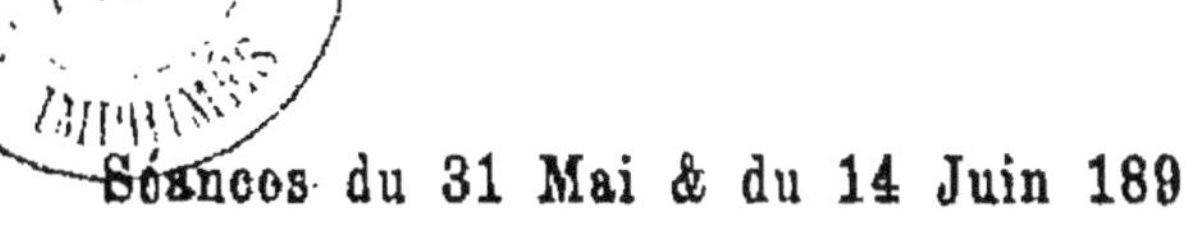

Séances du 31 Mai & du 14 Juin 1893

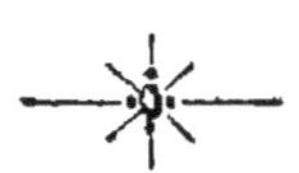

LE MANS

TYPOGRAPHIE EDMOND MONNOYER

12, PLACE DES JACOBINS, 12

1893

I. — TARIF MÉDICAL

ART. I. — Les Clients sont divisés en 4 Classes :

1re Classe. — Grands Propriétaires. Hauts Fonctionnaires. Grands Industriels.

2e — — Riches Propriétaires. Notaires. Avoués. Haut Commerce. Industrie.

3e — — Petits Négociants. Rentiers. Petits Fonctionnaires.

4e — — Petits Rentiers. Petits Commerçants. Employés. Ouvriers. Domestiques.

ART. II. — Visites ordinaires.

1re Classe ...	5 fr.	}	Dans les parties excentriques
2e — ...	4 —	}	de la ville, en raison de la
3e — ...	3 —	}	grande distance à parcourir, les
4e — ...	2 —	}	prix pourront être élevés.

ART. III. — Consultations au Cabinet du Médecin.

Le prix de la consultation sera en général le même que celui de la visite relativement à la classe du malade. Cependant il pourra être moins élevé dans certains cas laissés à l'appréciation de chacun, sans pouvoir en aucun cas être inférieur à 2 fr.

Tout client **de passage** paiera des honoraires supérieurs à ceux du tarif actuel.

ART. IV. — Certificats.

Vaccine	Prix de la Visite.
Décès	Double de la Visite.
Administratifs	Visite ordinaire.
Militaires	5 fr. au minimum.
Judiciaires	3 fr. —
Aliénation mentale	5, 10, 15, 20 fr.

Art. V. — Visites extraordinaires.

De 6 h. à 8 h. du matin....
De 7 h. à 10 h. du soir..... } **Visites doubles.**
Pendant la Consultation .....

Art. VI. — Visites de nuit (De 10 h. du soir à 6 h. du matin).

1re Classe	20 fr.	**3e Classe**	10 fr.
2e —	15 —	**4e** —	» —

Art. VII. — Consultations entre Médecins.

1re Classe...	20 fr.	
2e — ...	15 —	Pour les consultations répé-
3e — ...	10 —	tées, le prix sera fixé à l'amia-
4e — ...	—	ble entre les confrères.

Art. VIII. — Déplacements hors de la Ville.

2 fr. par kilomètre au minimum.
de 10 à 15 fr. par lieue, pour les localités éloignées.

Art. IX. — Accouchements simples. — Accouchements compliqués.

1re Classe...	300 fr.	**Forceps.**	**1re Classe.**	400 fr.
2e — ...	200 —	**Version.**	**2e** —	300 —
3e — ...	100 —	**Déliv. artif.**	**3e** —	150 —
4e — ...	50 —		**4e** —	60 —

Visites après l'accouchement payées en plus.

Art. X. — Opérations de chirurgie journalières.

Speculum. — Visite double.
Injection morphine. — 1 fr. en plus visite ordinaire.
Ventouses. — Visite double.

Pointes de feu. — 1 fr. en plus.
Cathétérisme vésical. — Visite double.
Cathétérisme répété. — 1 fr. en pl.

Vaccination et revacc. — 5 à 10 fr. Grand nombre pendant épidémies. — Visite ordinaire.

Tamponnement vaginal.. — 10 à 20 fr.

Tamponnement nasal Belloc. — 10, 15, 20 fr.

Saignée. — 5, 10, 15, 20 fr.

Ongle incarné. — 50, 60, 100, 150 fr.

Phymosis. — 50, 100, 150, 200 fr.

Paraphymosis. — 10, 20, 25, 30 fr.

Ophthalmoscopie / Laryngoscopie } 5 fr.

Corps étrangers, nez, oreille. — 10 à 45 fr.

Thoracenthèse. — 40, 60, 100, 200 fr.

Paracenthèse. — 20, 30, 50, 60 fr.

Amygdalotomie. — 30, 60, 100, 150 fr.

Abcès superficiel. — Visite double.

Nuit passée. — 40, 50, 60, 100 fr.

Lavage estomac. — 10 à 50 fr.

Polypes du nez. — 10, 30, 40, 50 fr.

Petites tumeurs superficielles. — 30 à 200 fr.

Tumeurs du sein. — 100, 200, 500 fr.

Trachéotomie. — 100, 150, 200, 300 fr.

Appareils platrés, silicatés. — Adultes : 25 à 50 fr. ; Enfants : 15 à 40 fr.

Fractures, Luxations : simples, 50 à 500 fr. ; graves, 200 à 1000 fr.

Hydrocèle (ponction, injection). — 20, 40, 60, 100 fr.

Hernie (taxis). — 6, 10, 15, 20 fr.

Fistule anus. — 50, 100, 150 fr.

Dilatation anus. — 40, 100, 150 fr.

Hernie étranglée. — 100, 200, 300 fr.

Amputations. — Doigt, 50 à 100 fr. ; Bras, 100 à 300 fr. ; Avant-bras, 100 à 300 fr. ; Jambe, 150 à 400 fr. ; Cuisse, 200 à 1000 fr.

Les petites opérations pourront subir une augmentation suivant la difficulté. Le chloroforme et les aides seront toujours payés en plus.

Chloroforme. — 10, 20, 30, 40 fr.

Aides. — Le prix sera réglé de concert avec l'opérateur, il devra être égal au 10e de la somme perçue par l'opérateur ; cependant, la somme allouée à un aide, ne pourra pas être inférieure à 25 fr., excepté quand il s'agira de petites opérations où le prix de l'opération sera peu élevé.

Art. XI. — Lorsque le médecin est appelé dans une famille pour plusieurs malades, les honoraires seront proportionnels au nombre des consultations.

II. — TARIF CHIRURGICAL

A. — OPÉRATIONS GÉNÉRALES

1° **Tumeurs.**

Tumeur bénigne simple :

> 10, 100, 250 fr. et au-dessus.

Tumeur bénigne compliquée par sa nature ou son siège (angiome de l'orbite, tumeur sacro-coccygienne, kyste du creux poplité, adénites tuberculeuses, etc.) :

> 300, 600 fr. et au-dessus.

Tumeur maligne simple (petit épithélioma des lèvres, cancroïde de la face...) :

> 100, 300 fr. et au-dessus.

Tumeur maligne compliquée, c'est-à-dire nécessitant l'extirpation d'une chaîne ganglionnaire ou une autoplastie simple (cancer du sein, cancer de la face, etc.) :

> 300, 600 fr. et au-dessus.

2° **Autoplasties.**

Autoplasties simples (réfection d'une portion de narine, d'une partie des lèvres, résection d'une bride cicatricielle, etc.) :

> 250, 500 fr. et au-dessus.

Autoplasties compliquées (réfection d'une paupière, de la paume de la main, etc.) :

> 300, 600 fr. et au-dessus.

3º Opérations faites sur les muscles.

Ténotomie ou suture tendineuse:

      100, 300 fr. et au-dessus.

4º Opérations pratiquées sur les nerfs.

Suture :

      200, 400 fr. et au-dessus.

Section et résection:

      300, 600 fr. et au-dessus.

Élongation :

      300, 600 fr. et au-dessus.

5º Opérations pratiquées sur les veines.

Cure radicale des varices:

      200, 500 fr. et au-dessus.

Transfusion du sang :

      300, 600 fr. et au-dessus.

6º Opérations pratiquées sur les artères.

Ligature :

      300, 600 fr. et au-dessus.

Extirpation d'anévrysme :

      500, 1,000 fr. et au-dessus.

7º Opérations pratiquées sur les articulations.

Corps étrangers articulaires, et arthrotomie simple :

      250, 500 fr. et au-dessus.

Grandes résections telles que résection de la hanche, du genou, de l'articulation tibio-tarsienne, épaule, coude et poignet :

      300, 1000 fr. et au-dessus.

Petites résections, articulations métatarso et méta-carpo-phalangiennes, etc. :

250, 500 fr. et au-dessus.

Désarticulations (voir *Amputations*).

8° **Opérations** pratiquées sur les os.

Ostéotomie et Ostéoclasie :

300, 1000 fr. et au-dessus.

Grandes amputations et grandes désarticulations : cuisse, bras, épaule et hanche :

200, 500, 1000 fr. et au-dessus.

Amputations : jambe, pied, avant-bras, poignet :

150, 300, 600 fr. et au-dessus.

Petites amputations et petites désarticulations : doigts, phalanges, petites résections osseuses :

50, 150, 300 fr. et au-dessus.

Trépanations osseuses pour abcès telles que trépanation de l'apophyse mastoïde :

200, 400 fr. et au-dessus.

Résection d'un os en partie ou en totalité (résection du maxillaire inférieur, de la clavicule, du tibia, du calcanéum, de l'astragale, etc.) :

500, 1000 fr. et au-dessus.

Évidement d'un os tel que le tibia, l'humérus :

300, 500 fr. et au-dessus.

B. — OPÉRATIONS SPÉCIALES

1º Opérations faites sur les yeux et les paupières.

Enucléation de l'œil :

> 200, 400 fr. et au-dessus.

Strabotomie :

> 300, 500 fr. et au-dessus.

Cataracte :

> 300, 500 fr. et au-dessus.

Iridectomie :

> 200, 400 fr. et au-dessus.

Ectropion et Entropion :

> 400, 600 fr. et au-dessus.

2º Opérations pratiquées sur la tête et la face.

Trépanation du crâne et craniectomie :

> 500, 1500 fr. et au-dessus.

Résection du maxillaire supérieur :

> 500, 1500 fr. et au-dessus.

Fibrome naso-pharyngien :

> 500, 1000 fr. et au-dessus.

Urano-Staphylorrhaphie :

> 500, 1000 fr. et au-dessus.

Bec de lièvre compliqué bilatéral :

> 300, 600 fr. et au-dessus.

Bec de lièvre compliqué unilatéral :

> 200, 400 fr. et au-dessus.

Bec de lièvre simple :

> 150, 300 fr. et au-dessus.

3°. **Opérations** pratiquées sur le cou.

Trachéotomie :

> 100, 500 fr. et au-dessus.

Laryngotomie et extirpation du larynx :

> 500, 1500 fr. et au-dessus.

Thyroïdectomie :

> 500, 1000 fr. et au-dessus.

4° **Opérations** pratiquées sur la colonne vertébrale, le thorax, poumon, plèvre, etc.

Trépanation du rachis et spina bifida :

> 500, 1500 fr. et au-dessus.

Pneumectomie ou pneumotonie :

> 500, 1500 fr. et au-dessus.

Estlander :

> 500, 1000 fr. et au-dessus.

Empyème :

> 300, 600 fr. et au-dessus.

5° **Opérations** pratiquées sur l'abdomen et l'intestin.

Laparotomie exploratrice :

> 500, 1000 fr. et au-dessus.

Hernie étranglée. Kélotomie, etc. :

> 100, 300, 500 fr. et au-dessus.

Hernie non étranglée, cures radicales :

        300; 600 fr. et au-dessus.

Abcès iliaque et appendicite :

        500, 1000 fr. et au-dessus.

Anus contre nature :

        300, 500 fr. et au-dessus.

Résection du rectum :

        500, 1000 fr. et au-dessus.

Résections de l'intestin, opérations pratiquées sur l'estomac et les intestins :

        500, 2000 fr. et au-dessus.

Fistule à l'anus :

        50, 200, 500 fr. et au-dessus.

Hémorrhoïdes :

        200, 500 fr. et au-dessus.

6° **Opérations** pratiquées sur le foie et sur les voies biliaires.

Hépatotomie, kystes hydatiques :

        500, 1000 fr. et au-dessus.

Cholécystotomie et cholécystectomie :

        500, 1500 fr. et au-dessus.

Cholédochotomie et cholécystentérostomie :

        500, 2000 fr. et au-dessus.

7º **Opérations** pratiquées sur les organes génitaux de la femme.

Laparotomie pour affections des annexes (kystes de l'ovaire, ovarites, salpingites, etc.) :

500, 1000 fr. et au-dessus.

Hystérectomie abdominale :

500, 1500 fr. et au-dessus.

Hystérectomie vaginale :

500, 1500 fr. et au-dessus.

Myomectomie par morcellement :

500, 1000 fr. et au-dessus.

Amputation sus-vaginale du col :

250, 500 et au-dessus.

Curettage de l'utérus :

150, 400 fr. et au-dessus.

Colporrhaphie et périnéorrhaphie :

200, 600 fr, et au-dessus.

8º **Opérations obstétricales.**

Opération césarienne ou de Porro :

500, 1500 fr. et au-dessus.

Symphyséotomie :

500, 1000 fr. et au-dessus.

Basiotripsie :

300, 500 et au-dessus.

9° Opérations pratiquées sur les organes génitaux de l'homme.

Castration, hématocèle; cure radicale de l'hydrocèle :

300, 500 fr. et au-dessus.

Varicocèle, cure radicale :

300, 500 et au-dessus.

Circoncision :

50, 100, 300 fr. et au-dessus.

Amputation de la verge :

500, 1000 fr. et au-dessus.

10° Opérations pratiquées sur les voies urinaires.

Néphrectomie ou néphrotomie :

500, 1500 fr. et au-dessus.

Néphropexie :

500, 1000 fr. et au-dessus.

Taille hypogastrique ou périnéale :

500, 1500 fr. et au-dessus.

Lithotritie :

500, 1000 fr. et au-dessus.

Fistule vésico-vaginale :

500, 1000 fr. et au-dessus.

Uréthrotomie externe ou résection de l'urèthre :

500, 1000 fr. et au-dessus.

Uréthrotomie interne :

150, 300 fr. et au-dessus.

Le prix de l'opération comporte le prix des soins consécutifs, quand ceux-ci ne doivent pas dépasser une période de quinze jours. Au delà de cette période les pansements pourront être payés à part, à raison de 5, 10 ou 20 fr. par pansement, sans préjudice du prix de déplacement.

Le prix indiqué est le prix perçu par le chirurgien seul. Les aides seront payés à part, d'après le tarif établi, à savoir le dixième du prix de l'opération avec un minimum de 25 fr. Le chloroformisateur est rétribué comme un aide.

Le présent tarif, dont le projet a été élaboré par une Commission de la Société de médecine, a été discuté et adopté, article par article, par les médecins du Mans.

Le Secrétaire des séances,

Dr BOETEAU.

Le Président des séances,

Dr LE BAIL.